# LETTRE
## ECRITE

*Au sujet de la Réponse faite par le Sieur PETIT, dans l'Amphitheatre de S. Côme, à la Dissertation qui a paru contre sa Machine.*



A PARIS, AU PALAIS,

Chez JEAN-RAOUL MOREL, Libraire, à l'Image S. Jean.

M DCC XXIV.

*Avec Approbation & Privilege du Roy.*

# LETTRE

## ECRITE,

*Au sujet de la Réponse faite par le Sieur PETIT, dans l'Amphitheatre de Saint Côme, à la Dissertation qui a paru contre sa Machine.*

## MONSIEUR,

Ce n'est uniquement que pour m'acquitter de ma promesse que je m'engage ici à vous faire le détail des raisons, dont le Sieur PETIT s'est servi pour combattre ma Dissertation, & vous dire en peu de mots ce que j'en pense.

Je n'entrerai point dans le fatiguant recit des termes emportez & des expressions basses, dont il assaisonna son discours ; je les lui passe volontiers, & ne les attribuë qu'au chagrin qu'il ressentit

A

de voir detruire dans un inftant cette Machine inimitable, Ouvrage de tant de veilles fur lequel une bonne partie de fa reputation eftoit fondée.

Je vous dirai feulement, en paffant, que je fus fort furpris du trouble & de l'embarras qui parurent dans fa maniere de s'exprimer : il fentoit apparemment la foibleffe des raifons qu'il avoit à alleguer.

La premiere dont il fe fervit pour deftruire l'idée favorable qu'on auroit pu concevoir de l'Ouvrage, fuft qu'il étoit anonime ; & il pretendit que de là on devoit tirer des confequences très-des-avantageufes pour l'Auteur. Mais qui ne voit combien cette raifon eft foible ? Ce n'eft pas le nom d'un Auteur qui fait valoir fon Livre : c'eft la jufteffe de fes penfées, la force de fes raifons ; c'eft fon ftile clair, & fes expreffions naturelles & convenables. Le Sieur Petit a mis à la tefte de fon Livre fon nom fi fameux ; & cependant fon Ouvrage n'en eft ni moins defectueux, ni moins digne de Cenfure.

Pour fe deffendre enfuite de l'amour propre que chacun lui reproche, il fit mot pour mot la lecture de fa Preface, où pour excufer les endroits trop flateurs,

& prouver au contraire sa grande modestie, il assura que tout ce qu'il avoit avancé estoit veritable, & que le Public par les applaudissemens dont il l'avoit acablé, auroit pû l'authoriser à en dire d'avantage.

Il fit remarquer, sur tout, que j'avois respecté sa pretenduë descouverte du Tendon d'Achille; mais devoit-il en être surpris? Je ne m'estois pas engagé à relever tous les endroits reprehensibles de son Ouvrage: il est vrai qu'outre tout le verbiage inutile qu'il fait à ce sujet, on auroit pu encore lui reprocher que, puisqu'autrefois gens qu'on pourroit lui citer, avoient essayé en vain de le faire convenir de la possibilité de cette blessure, il ne pouvoit ignorer que d'autres ne l'eussent connu avant lui, & qu'il y avoit un ridicule extrême, pour ne rien dire de plus, à oser s'en dire l'Auteur.

Il tomba de-là, assez mal-à-propos, sur le chapitre des Bailleurs, dont il ne s'agissoit nullement en cette occasion, & consomma, pour refuter leur pratique, la meilleure partie du tems qu'il auroit dû employer à respondre aux Objections que je lui fais dans ma Dissertation.

Cette manœuvre ne doit pas vous sur-

prendre de sa part, il fait pis souvent,
& on l'a vû sous ce nom de Bailleur, ha-
biller à sa fantaisie, & exposer hardiment
les sentimens de ses propres confreres,
se flatant, que pour les destruire, il suf-
firoit d'insinuer dans l'esprit de ses Auditeurs que quelque charlatan en seroit l'Auteur. Peut-être aussi sa prevention le por-
toit-elle à regarder comme tels, ceux qui
pensoient autrement que lui, & qui
osoient lui disputer la gloire des descou-
vertes qu'on sçavoit qu'à faux titre il s'at-
tribuoit.

Il proposa enfin quatre moyens pour
abbatre le corps de la Dissertation ; sçavoir, que l'Auteur n'avoit nulle connoissance, tant de l'utilité des Machines, &
de la maniere de les employer, que des
maladies des Os, & de l'Anatomie du
Corps humain.

1°. Pour prouver que l'Auteur n'a-
voit aucune connoissance de l'utilité des
Machines, il apporta l'exemple de la sien-
ne, dans laquelle loin de remarquer tous
les avantages qu'il assuroit y avoir mis,
cet Auteur peu clair-voyant s'estoit au
contraire efforcé d'y faire appercevoir
nombre de deffauts qu'il soustenoit n'y
pas être.

2°. Il établit pareillement le peu de connoiſſance de ſon adverſaire dans la maniere de les appliquer, ſur ce que, loin de convenir que les luxations difficiles ne puſſent ſe reduire ſans ſa Machine, il ſouſtenoit contre toute raiſon, qu'on ne devoit s'en ſervir en aucune maniere.

Jugez, Monſieur ; combien des preuves tirées d'un principe auſſi inconteſtable que la perfection & l'utilité de cette fameuſe Machine, devoient avoir de credit & de force auprès de ſes Auditeurs, pour peu ſenſez qu'ils fuſſent.

Suppoſant comme lui qu'on ne peut reduire de luxations difficiles ſans Machichines, il s'enſuivroit neceſſairement, que n'y en ayant aucune pour reduire celles des jointures par charnieres, qui ſont des plus rebelles, ces luxations ſeroient incurables : ce qui eſt bien oppoſé à l'experience, que nous avons tous les jours du contraire, & qui prouve la fauſſeté de ce principe.

Pour ce qui eſt de ſon troiſiéme moyen, ſcavoir, le peu de connoiſſance de l'Auteur dans les maladies des Os ; ou il le jugea ſi bien établi qu'il ſe crut diſpenſé d'en donner aucune preuve, ou il s'imagina qu'on devoit l'en croire ſur ſa parole.

Peut être, crut-il, qu'il me confon-
droit assez, quand il me feroit voir par
son quatrieme moyen des fautes d'Ana-
omie si grossieres, que toute l'assemblée en seroit estonnée.

La premiere, est au sujet de son Lac,
où je dis que le Bras ayant esté serré fortement & à plusieurs reprises, les arteres
sont estranglées aussi-bien que les veines,
qui ne pouvant plus se descharger
dans les parties superieures, se goufflent
fortement, & peuvent par consequent se
rompre, veu le tems considerable que
demande son operation.

A cela, il respondit, que le danger
estoit imaginaire, attendu que, si les arteres estoient estranglées, elles ne four-
niroient plus de sang, & par consequent
que les veines ne pourroient ni se gonfler ni se rompre.

Pour parler de la sorte, il falloit qu'il
se figurât que par un artere estranglée, on ne pouvoit entendre qu'une
artere dont la circulation estoit entierement interrompuë; mais il s'abusoit, car
quand elle est fortement comprimée,
quoique le cours du sang n'en soit pas
totalement interrompu, on peut fort bien
dire, qu'elle est estranglée. Il n'en est pas

de même des vaines du bras : une com-
preſſion moins forte peut entierement
l'interrompre , tant parce que les mem-
branes en ſont plus fines & plus déliées ,
que parce qu'elles n'ont point comme les
arteres un mouvement de diaſtole & de
ſiſtole , & quelles ſont moins avant dans
les chairs.

Mais je ſuppoſe encore l'artere étran-
glée , comme il l'entend , & qu'il n'y paſ-
ſe abſolument point de ſang ; ſa raiſon
n'en ſeroit pas meilleure : car la rarefac-
tion ſeule de l'air qui ſe feroit dans les vaiſ-
ſeaux comprimez ſeroit plus que ſuffiſan-
te pour les gonfler & même les rompre :
ainſi nul raiſonnement dans une pareille
objection.

La ſeconde faute qu'il me reprocha ,
fût d'avoir dit que le biceps & le grand
extenſeur, muſcles de l'avant bras, étoient
coupez dans leur milieu par ſon lac & que
par conſéquent ils ne pouvoient prêter
que dans une partie de leur longueur : il
prétendit prouver le contraire , en diſant
que ces muſcles n'étoient coupez qu'au
deſſous de leur partie charnuë dans la
partie tendineuſe qui ne fait que le tiers
du muſcle & ne peut prêter, de ſorte que ,
quand ils ne ſeroient pas coupez du tout,

ils n'en presteroient pas davantage.

Il dit donc, que ces muscles ne sont pas coupez dans leur milieu , parce que les parties qui se trouvent au dessus du lac, sont beaucoup plus longues que celles qui se trouvent au dessous. Il auroit eû raison, si j'avois avancé que ces muscles fussent coupez dans le milieu de leur longueur ; mais ayant dit seulement, qu'ils se trouvoient coupez dans leurs milieu, c'est-à-dire, dans l'endroit de l'union des deux parties dont ils sont composez , & dont l'une est charnuë & l'autre tendineuse ; mal à propos en cette occasion me taxe-t-il d'ignorer l'Anatomie.

Ce qu'il dit en second lieu de ces mêmes muscles, qu'ils ne sont coupez que dans leur partie tendineuse , est encore faux ; puisque , quoiqu'il en dise , son lac porte plus de moitié sur le corps charnu du biceps.

Ce qu'il avança en troisiéme lieu des parties tendineuses, qu'il soûtint ne pouvoir préter en aucune maniere , est encore moins supportable ; car pour peu de connoissance qu'on ait de la nature des muscles, on conviendra aisément que leurs tendons étant composez de fibres élastiques , peuvent incontestablement préter

& être estendus, non pas à la verité, autant que les corps charnue pourroient l'ê-
tre ; c'est ce que je prouverois ici fort aisement, si les bornes étroites d'une Lettre pouvoient me le permettre.

Pour interesser dans sa propre querelle
les Auteurs qui avoient parlé des lacs, &
par-là donner plus de poids à ses raisons
que je viens de rapporter, il soustint avec
la derniere confiance, que trouver des
defauts dans le sien, c'étoit condamner
tous ceux dont on avoit pû se servir jusqu'alors ; raisonnement qui ne merite pas
de replique.

La troisiéme faute qu'il m'objecta,
fut que j'avois dit, que par la partie superieure de son arc-boutant, les muscles
Deltoide & Susepineux estoient coupez
dans leur milieu, & repoussez vers l'é-
paule, pendant que par une action toute
opposée, le bras étoit tiré en bas.

Il pretendit que je m'estois trompé
& fit remarquer, 1°. que le deltoide ne
prenant son origine que de l'extremité de
l'Acromium, où son arcboutant portoit
sur un seul point, il estoit faux qu'il fust
ni coupé dans son milieu ni repoussé vers
l'épaule.

Je remarquai deux choses dans ce rai-

ſonnement. La premiere, qu'il falloit n'a-
voir gueres de bonne foi, & bien mau-
vaiſe opinion du ſçavoir de ſon auditoire, pour oſer avancer, contre ce qu'il
ſçavoit lui-même, que le Deltoide ne ti-
roit ſon origine que de l'extremité de l'a-
cromium ; ce qui eſt faux, puiſqu'il l'a
tire encore du milieu de la clavicule &
de toute l'épine de l'omoplate.

Secondement, qu'il falloit n'avoir gueres de bon ſens pour avancer que la partie ſuperieure de ſon arc-boutant pût porter ſur un ſeul point de l'extremité de
l'acromium, puiſque ſi cela étoit ainſi, &
qu'au contraire elle ne l'embraſſa pas par
deſſous, elle gliſſeroit au moindre effort des
mouffles; ajouſtez que les branches de ſa Machine, qui ſont reçuës dans les deux gaines
de ſon arc-boutant, eſtant tres-longues &
tres-menuës, & ſon arc-boutant compoſé de
coutil & de chamois, il eſt clair qu'au
moindre effort, ces branches ſe raproc-
chent, & que le coutil preſte : ce qui forme un demi-cercle, par lequel l'épaule eſt étroitement embraſſée, & qui cou-
pe, comme j'ai eu raiſon de le dire, le
deltoide dans ſon milieu, & le repouſſe
pareillement vers l'épaule, pendant que
le lac le tire en bas par une action toute
opoſée.

Et quand on lui passeroit que son arc-
boutant ne portât que sur un point de
l'extremité de l'acromium, le desordre
n'en seroit que plus certain ; car dans ce
cas les fibres du deltoide, qui se trouve-
roient directement sous ce point , ayant
seuls à soustenir tout l'effort de la Machine, seroient immanquablement dechirez ,
ce qui outre ce danger produiroit dans les
autres fibres des mouvemens convulsifs
tr es-violents.

2°. Le Sieur Petit crut mettre le sus-
épineux bien à l'abri , faisant entendre ,
qu'estant couvert du deltoide, passant de
plus sous une arcade formée par l'acromium & la clavicule , & allant de-là s'inferer à la teste de l'os , il étoit impossible
qu'il fut ni comprimé ni coupé dans son
milieu.

Il est vrai qu'il est couvert du deltoide : mais le deltoide est violemment comprimé ; il est donc impossible qu'il ne se
sente de la compression, sur tout, dans le
tems de la reduction , d'autant plus que
le deltoide , loin d'estre extraordinaire-
ment tendu , comme le Sieur Petit le sou-
tient, il est entierement relaché : ce que
je vais faire voir ci-après, & l'arcade que
lui forme la clavicule & l'acromium , ne

l'en met nullement à l'abri , puisque ,
comme je viens de vous faire remarquer ,
il faut que la partie superieure de l'arc-
boutant porte sous l'acromium , pour pouvoir estre assujetti , & ne pas glisser.

Il est encore vrai qu'il vient s'inserer
au-dessous de la teste de l'os : mais dans
les luxations , sur tout dans celles qui se
font sous l'aisselle , ce muscle estant obligé de s'allonger à proportion que l'os s'é-
loigne de sa cavité , l'arcboutant qui porte sous l'acromium , peut alors le couper
dans son milieu.

Puisque nous en sommes sur ces muscles , je ne crois pas hors de propos , Monsieur , de vous faire remarquer ici une er-
reur assez grossiere , dans laquelle le Sieur
Petit est tombé , en voulant rendre raison des differentes dispositions , où se trouve le bras lorsqu'il est luxé.

Dans les luxations , dit-il , où la teste
de l'os se jette sous l'aisselle , le bras n'est
escarté de la poitrine , que parce que le
deltoide & le sus-épineux sont violemment tendus , cela se trouve faux par
rapport au deltoide , & s'il eut examiné
à fond , je ne dis pas seulement dans son
cabinet , * mais sur une partie réellement

* Voy. I. Vol. Des Maladies des Os. p. 112.

luxée, la difpofition de ce mufcle ; il eut remarqué que, loin de fervir à éloigner le bras de la poitrine par une tenfion confiderable, les fibres au contraire, font tout-à-fait relachez. La raifon en eft très-probable ; pour la fentir il ne faut que faire attention à l'origine & à l'infertion de ce mufcle, auffi bien qu'à ce qui fe paffe dans la luxation.

Ce mufcle tire fon origine de l'acromium, du milieu de la clavicule & de toute l'epine de l'omoplatte ; il va s'inferer à la partie moyenne & anterieure de l'humerus : l'humerus dans l'efpece de luxation dont il s'agit, eft remonté plus haut que la cavité qu'il occupoit : l'infertion de notre mufcle eft donc rapprochée de fon origine, & fes fibres relachez plus ou moins, à proportion que la tefte de l'os eft plus ou moins avant fous l'aiffelle.

La facilité qu'après la reduction, le malade trouve à lever ordinairement le bras jufqu'à la hauteur de l'épaule, & la difficulté qu'il a à le porter plus haut, eft une preuve bien claire de ce que j'avance.

Pour fentir ceci, il faut remarquer, que l'action du deltoide, & celle du fusépineux, ne font pas la même, mais feu-

lement qu'elles se succeden l'une à l'autre :
c'est pour cela que ces muscles ont differentes origines & differentes insertions.
Le deltoide, par exemple, tire son origine de l'acromium, &c. & vient s'inferer à la partie moyenne & superieure de
l'humerus, parce que son action est de
lever le bras jusqu'à la hauteur de l'é-
paule : ce qu'il ne pourroit faire aisément
s'il venoit s'inserer à la tête de l'os, parce qu'alors la puissance se trouvant
trop près du point d'appui, le fardeau
seroit trop pesant, & le mouvement beaucoup plus imparfait. Le sus-épineux au
contraire, qui n'a pas besoin d'une force si considerable, parce qu'il prend le
bras dans l'équilibre où le deltoide l'a
mis, ne s'insere qu'à la partie anterieure
du col de l'humerus au-dessous de sa tête, & d'une éminence qui lui servent
comme d'orgueil, d'où il a la facilité de
lever le bras jusques sur la tête ; ce qu'il
ne pourroit faire si, comme le deltoide,
il avoit son insertion plus éloignée, pour
la raison que j'en ai rapportée, en parlant
de ce muscle.

Ainsi le deltoide qui leve le bras jusqu'à ce qu'il fasse un angle droit avec le
corps, peut aisément consommer son

action, après que la luxation est reduite,
parce qu'il n'a souffert de tension préci-
sement que dans le tems que l'os a esté
luxé ou reduit : le sus-épineux au contraire dont l'action commence où celle
du deltoïde finit & qui porte le bras juf-
que sur la tête, étant le seul de ces deux
muscles qui ait souffert une tension très-
considerable non seulement dans le tems
de la luxation & de la reduction, mais
encore dans celui qu'il est resté sans être
reduit, ne peut agir sans une grande difficulté, & demande bien plus de tems
pour se retablir, parce que ses fibres qui
font obligez de s'allonger à proportion
que la tête de l'os s'éloigne plus ou moins
de sa cavité, perdent pour l'ordinaire leur
ressort, & que même souvent il s'en peut
rompre.

Mais revenons à notre sujet. Pour faire voir que par la partie inferieure de
son arc-boutant, le grand pectoral n'é-
toit pas plus coupé dans son milieu que
les mammelles des femmes n'étoient com-
primées par cette même partie, il en fit l'application sur un sujet masle, dont l'épaule n'étoit point demise, & sur lequel il
fit remarquer que cette partie de son
arc-boutant portoit entierement sous l'aif-

felle , & qu'ainfi elle ne pouvoit ni couper le grand pectoral dans fon milieu , ni comprimer les mammelles en aucune maniere. Mais cette fupercherie ne lui reuffit pas , & chacun s'apperçut aifement que fi la partie eut été luxée , la tête de l'humerus defcenduë de fon lieu naturel ne lui eut pas permis de faire monter fon arc-boutant fi haut, & que par confequent j'avois eu raifon d'avancer qu'elle portoit & fur le milieu du pectoral & fur les mammelles des femmes expofées à fupporter cette operation. Ainfi pour empêquer fon arc-boutant de porter fur le pectoral , il retombe dans une faute bien plus groffiere , en le faifant porter fur la tête même de l'os luxé.

J'oubliois de vous dire qu'il fit remarquer en paffant , que ce que j'avois dit de la poche ligamenteufe page 3 5. de ma Differtation , étoit tiré de fon Livre, s'imaginant apparemment être le feul qui pût prévoir les accidens à craindre dans les operations.

Ce qu'il me fit dire au fujet de la proportion entre la force des mouffles & celle des mufcles , fût une preuve de ce qu'il avança par la fuite ; fçavoir, qu'il n'avoit lû ma Differtation que fort legerement ;

cár il suppofa que j'avois entendu,
qu'on ne pouvoit proportionner la
force des mouffles à celle des mufcles,
ce qui eft bien different de ma propofi-
tion, où je dis feulement, qu'il eft im-
poffible, non de proportionner les forces,
mais de fçavoir le point de proportion : ainfi fort inutilement s'échauf-
fa-t-il à démontrer que même fur un pou-
let fa machine eût pû faire des exten-
tions proportionnées à fes forces. Pour
toute réponfe je le renvoye relire l'article avec plus d'attention ; je le renvoye
pareillement à la 3 0. page de ma Differtation, pour lui prouver que, quoi qu'il
en dife, j'ai fçû que la contre extenfion
dans la reduction étoit auffi neceffaire que
l'extenfion, puifque j'y parle de la maniere dont elle fe doit faire, en reduifant
la luxation fans machine. S'il trouve mauvais que je ne m'y fois pas affez étendu,
qu'il confidere que ne m'étant engagé qu'à
refuter fa Machine, ce n'étoit pas le lieu
de donner des inftructions plus étenduës.

M'étant crû obligé dans ma Differtation de confirmer par quelques exemples
les raifons dont je m'étois fervi pour dé-
truire fa Machine, j'en ai rapporté quatre, dont il n'eft point difconvenu.

Au premier, il crut se tirer assez d'affaire en alleguant son argument ordinaire, sçavoir, que cette luxation n'estoit pas reduisible ; mais au second, ne pouvant faire valoir la même raison, parce que je rapporte que la luxation a été reduite, & par qui, il a été obligé de prétexter quelqu'autre cause, & de dire faussement que plus de trente personnes avoient déja travaillé à cette luxation, & que lorsqu'on lui amena le malade, il n'y avoit pas deux heures qu'il avoit supporté des extensions très-violentes : ce qui n'est pas plus veritable, comme je pourrois aisement le prouver par des Certificats que j'ai tirez de Madame de la Houssaye, de Monsieur de Signy son fils, du malade & de plusieurs personnes de la maison qui s'étoient trouvez à toutes les opérations qui lui avoient été faites.

Au troisieme exemple, où je fais remarquer qu'il n'avoit pas connu l'espece de la blessure, & qu'il avoit pris une fracture pour une luxation, il répondit pour preuve du contraire, qu'il auroit eu grand tort de s'y méprendre, lui qui donnoit dans son Livre des Regles si certaines, pour ne pas se tromper dans ces sortes de ren-

contres. Vous voyez, Monsieur, qu'u-
ne preuve de cette force est sans replique : Mais passons lui que çeût été une
luxation : Pourquoi avec sa Machine ne
l'a-t-il pas guerie ? C'est, dit-il, qu'elle
étoit d'une espece à ne pouvoir se contenir après la reduction : Cela peut-il ve-
nir de lui, & y a-t-il des luxations de
causes externes & recentes, qu'on ne
puisse contenir quand on en a fait la reduction. C'est ici qu'on pourroit lui reprocher
avec plus de justice, qu'il s'est oublié lui-
même, puisqu'il dit page 48. qu'après
la reduction de luxations de cette espece, les muscles seuls sont capables de
retenir la partie en son lieu naturel. Dans
l'exemple cité, la partie n'a pas été rete-
nuë, il falloit donc qu'elle n'eût pas été
bien reduite. Mais supposons encore que
que cette luxation prétenduë ait été d'u-
ne espece à ne pouvoir être contenuë par
les muscles seuls : ayant autant de scien-
ce & de pratique qu'il prétend en avoir
dans ces maladies, il auroit donc dû appliquer des appareils convenables, & des
bandages capables de retenir la partie luxée, & il auroit par-là évité le reproche
qu'on peut lui faire d'avoir abandonné
un malade qui auroit pû être gueri, s'il

eut été traité avec toutes les précau-
tions néceſſaires. *

Je ne me ſouviens plus, dit-il, tenant
le Livre en main, quel eſt le quatriéme
exemple que l'Auteur a cité. Car je n'ai
pas daigné lire fort attentivement un ouvrage de ſi peu de conſequence. Quoiqu'en ce cas il eut toujours été inexcu-
ſable d'entreprendre de répondre à cet
Ouvrage qu'il n'auroit lû que legerement, c'étoit cependant la meilleure raiſon qu'il pût alleguer. Car comme il lui
étoit important de cacher, comme il fit
dans ſa Répon ſe, nombre de circonſtan-
ces des-avantageuſes pour lui, & d'en dé-
guiſer d'autres ſelon l'occaſion, s'il eut
avoüé avoir lû ma Diſſertation avec attention, on auroit pû lui reprocher de n'a-
voir pas conſervé dans ſon diſcours cette ſincerité, cette exactitude, & cette
bonne foi dont il ſe pare tant dans ſa
Preface.

De ce que je n'avois rapporté que
quatre exemples, où ſa Machine eut é-
choüée, il voulut conclure que c'étoit
les ſeuls que j'aurois pû lui citer, & que
ſi j'en euſſe ſçu davantage, je ne les euſſe

* Voi. pag. 169. & 170. du Tome ſecond des
maladies des os. L'endroit eſt remarquable.

pas obmis : il fit remarquer fur cela que
les meilleures Machines ne reüffiffoient
pas toujours, & que ces quatre citations
n'étoient rien en comparaifon de quatre
volumes entiers qu'il auroit pû fournir
des operations manquées par l'Auteur de
la Differtation.

Si je n'ai rapporté que quatre exemples, il ne doit pas s'en glorifier outre que l'Ouvrage ne pouvoit fouffrir
qu'on s'étendît davantage, un plus long
détail eût été fort inutile ; ce qui eft rapporté étant plus que fuffifant pour détrui-
re une Machine, en laquelle jufqu'à pre-
fent le Public à eû fi peu de confiance.

Il eft vrai qu'on ne pouvoit pas lui citer un nombre prodigieux d'Operations
manquées par fa Machine, vû le peu de
cours quelle a eû jufqu'ici : mais ce qui
eft très certain, c'eft que la plus grande
partie des épreuves qui en ont été faitess
tant dans les Hôpitaux, que chez diffe-
rens particuliers, n'ont nullement tour-
né à fon honneur. Monfieur Thibault
Chirurgien en chef de l'Hôtel-Dieu de
Paris, fi connu par fon fçavoir & fa pro-
bité, voulant examiner l'utilité pretenduë de cette machine fi raffinée, en fit
l'application fur une cuiffe luxée : mais

il n'y reüffit pas mieux que l'Auteur, & reconnût par lui-même tous les défordres qu'elle pouvoit produire ; c'eft ce dont il peut rendre un témoignage qui ne fera fufpect à perfonne.

Les quatre volumes de fautes , qu'il fuppofa pouvoir fournir contre l'Auteur de la Differtation , qu'au commencement de fon Difcours , il affuroit ne pas connoître , ne vinrent-ils pas bien à propos , Monfieur , pour le mettre à couvert des mauvais fuccès qu'à bon titre on lui attribuë ?

Si en cette occafion il eut voulu fe fervir de recrimination , il me femble qu'il auroit dû , comme je l'avois invité à le faire* rapporter plufieurs exemples , où il eut reduit avec fa Machine des luxations que d'habiles gens n'auroient pû remettre avec les mains : & cela eut pû porter coup ; mais n'en ayant aucun à citer , il crut qu'une fanfaronade démefurée cacheroit aifément fon embarras , & feroit plus que fuffifante pour le tirer d'affaire : mais il fe trompoit certainement , car par-là il interreffoit fa réputation , fa fincerité & fa modeftie , & de jour en jour le public s'attend de voir paroître le pre.

* Page 13. de la Differtation.

mier de ces quatre volumes.

Il trouva enfin tant de sel dans toutes les raisons qu'il avoit alleguées, qu'il crut ne pouvoir les répeter trop de fois : ce qui fit qu'il s'engagea de redire à huitaine les mêmes choses : mais soit par reflexion , ou par l'avis charitable de quelques amis qui lui firent sentir le peu de solidité de ses repliques , malgré le grand nombre de gens de mérite qui se trouverent dans l'assemblée , il ne laissa pas de congedier tout l'Auditoire, sous pretexte qu'avant son arrivée dans l'Amphitheatre on n'avoit pas gardé un assez respectueux silence.

Voilà , Monsieur , à peu près tout le contenu de sa Réponse , par laquelle il crût avoir tellement satisfait à tout ce qu'on lui avoit objecté , qu'il se détermina sur le champ à ne plus répondre que verbalement à toutes les objections qu'on pourroit lui faire par la suite. Sans doute ses lettres pour réponse au Journal des Sçavans lui avoient trop couté. Effectivement , sans entrer dans l'examen des raisons qu'elles contiennent , elles sont d'un stile mieux digeré & plus coulant que les Ecrits qui ont paru sous son nom jusqu'apresent : ce qui pourroit laisser un

foupçon des-avantageux pour lui, & donner lieu de croire qu'elles ne feroient pas
partis d'une même plume.

Cette diverfité de ftile a tellement relevé
le courage abbattu de certains de fes confreres, qui pour avoir trop aveuglement
donné leur fuffrage à fon Traité des maladies, avoient vû reromber fur eux ce
grand nombre de fautes que de judicieux
Critiques y avoient relevé; cette diverfité, dis-je, les à même ébloüi de telle forte qu'ils ont bien voulu courir encore de
nouveaux rifques, en approuvant ce fe-
cond Ouvrage, fans en avoir fait un examen plus exaſt que du premier.

Je commence, Monfieur, à m'appercevoir que je fuis peut être forti des bornes dans lefquelles une Lettre doit être
renfermée; mais je trouve mon excufe
dans l'empreffement que vous m'avez té-
moigné de fçavoir jufqu'aux moindres
circonftances de la réponfe du Sieur Petit à ma Differtation. Je fuis, &c.

---

## *PRIVILEGE DU ROY.*

LOUIS par la grace de Dieu, Roy de France & de Navarre, à nos amez & feaux Conseillers, les gens tenans nos Cours de Parlement, Maîtres des Requêtes ordinaires de notre Hôtel, Grand Conseil, Prevôt de Paris, Baillifs, Sénéchaux, leurs Lieutenants Civils & autres nos Justiciers, qu'il appartiendra : Salut, notre bien-amé le Sieur *** nous ayant fait supplier de lui accorder nos Lettres de Permission pour l'impression d'une *Lettre au sujet de la Réponse faite par le Sieur Petit*, *à la Dissertation qui a paru contre sa Machine*, Nous avons permis & permettons par ces Presentes, audit  de faire imprimer lesdit Livres, en tel volume, forme, marge, caractere, conjointement ou séparement & autant de fois que bon lui semblera, & de le vendre, faire vendre, & débiter par tout notre Royaume pendant le tems de trois années consécutives, à compter du jour de la datte desdites Presentes ; faisons défense à tous Libraires, Imprimeurs & autres personnes, de quelque qualité & condition qu'elles soient d'en introduire d'impression étrangere dans aucun lieu de notre obéïssance ; A la charge que ces Presentes seront enregistrées tout au long sur le Registre de la Communauté des Libraires & Imprimeurs de Paris, & ce dans trois mois de la datte d'icelles, que l'impression du Livre sera faite dans notre Royaume & non ailleurs, en bon papier & en beaux caracteres, conformément aux Reglemens de la Librairie, & qu'avant de les exposer en vente, le Manufcrit ou imprimé qui aura fervi de copie à l'impreffion dudit Livre fera remis dans le mefme état où l'Approbation y aura été donnée és mains de notre tres-cher & feal Chevalier, Garde des Sceaux de France, le Sieur Fleuriau d'Armenonville, Commandeur de nos Ordres ; & qu'il en fera enfuite remis deux Exemplaires dans notre Bibliotheque publique, un dans celle de notre Château du Louvre, & un dans celle de notredit tres-cher & feal Chevalier, Garde des Sceaux de France, le Sieur Fleuriau d'Armenonville, Commandeur de nos Ordres, le tout à peine de nullité des prefentes : Du contenu defquelles vous mandons & enjoignons de faire jouir l'Expofant ou fes ayans caufes pleinement & paifiblement, fans fouffrir qu'il leur foit fait aucun trouble ou empefchement. Voulons qu'à la copie defdites prefentes qui fera imprimée tout au long au commencement ou à la fin dudit Livre, foi foit ajoûtée comme à l'Original. Commandons au premier notre Huiffier ou Sergent, de faire pour l'exécution d'icelle, tous actes requis & néceffaires fans demander autre permiffion, & nonobftant Clameur de Haro, Charte Normande, & Lettres à contraires : Car tel eft notre plaifir Donné à Paris le neuviéme jour du mois de Novembre l'an de grace mil fept cent vingt-quatre, & de notre Regne le dixiéme. Par le R o i en fon Confeil.

CARPOT.

*Regiftré fur le Regiftre V I. de la Chambre Royale & Syndicale de la Librairie & Imprimerie de Paris, numero 106. fol 92. conformément au Reglement de 1723. qui fait defenfes art. IV. à toutes perfonnes de quelque qualité qu'elles foient, autres que les Libraires & Imprimeurs de vendre, débiter & faire afficher aucuns Livres pour les vendre en leurs noms, foit qu'ils s'en difent les Auteurs ou autrement, & à la charge de fournir les Exemplaires preferits par l'article CVIII. du même Reglement. A Paris 20. Novembre 1724.*

*figné* B R U N E T ; *Syndic.*